AF578636

MÉDECINE LÉGALE.

DES CIRCONSTANCES ET DES FAITS

QUI UNISSENT ET SÉPARENT EN MATIÈRE CRIMINELLE

LES DEUX MOTS

RESPIRER ET VIVRE;

PAR MM. E. DÉGRANGES ET LAFARGUE,

MÉDECINS AUX RAPPORTS PRÈS LE TRIBUNAL CIVIL DE BORDEAUX.

> Il faut une extrême circonspection dans le jugement que l'on porte sur ces matières, et s'arrêter partout où les faits nous abandonnent.
>
> MAHON, *Méd. lég.*, t. II, p. 403.

PARIS

TYPOGRAPHIE DE HENRI PLON,

IMPRIMEUR DE L'EMPEREUR,

RUE GARANCIÈRE, 8.

1857

MÉDECINE LÉGALE.

—

DES CIRCONSTANCES ET DES FAITS

QUI UNISSENT ET SÉPARENT EN MATIÈRE CRIMINELLE

LES DEUX MOTS

RESPIRER ET VIVRE.

§ I. Nous entreprenons aujourd'hui d'étudier la question suivante :

« Rechercher les circonstances et les faits qui *unissent* et *séparent* en matière criminelle les deux mots *respirer* et *vivre.* »

Ce sujet, qui appelle les réflexions les plus soutenues, nous a été fourni par une affaire d'infanticide débattue devant la cour d'assises de la Gironde (1er trimestre 1857).

Nous avons été chargés par M. le juge d'instruction : d'abord de visiter la fille A..., âgée de dix-huit ans, soupçonnée d'être accouchée à terme depuis un mois environ ; ensuite de procéder à l'examen et à l'autopsie du cadavre d'un enfant naissant trouvé dans un lieu voisin du domicile de cette fille A..., et où il paraissait avoir été déposé depuis plusieurs jours, par quelqu'un ayant assisté à l'accouchement, et qui ne serait autre que l'amant de l'inculpée.

D'après l'accusation, l'enfant était celui que cette inculpée avait mis au monde ; celle-ci le reconnaissait également, mais avec cette restriction que, dans sa croyance, elle ne l'avait considéré que comme un fœtus âgé seulement de *cinq* mois de vie utérine, par conséquent n'étant pas à terme et ne présentant pas les signes de l'existence.

Enfin, nous avons été obligés dans nos conclusions de répondre à un certain nombre d'interpellations, découlant d'une manière directe de l'accusation criminelle.

Ajoutons maintenant qu'en rédigeant ce travail qui contient des détails rares et intéressants pour la science, nous avons eu l'espoir d'éclairer la justice sur un point assez ardu de médecine légale, et qui peut se représenter au premier jour.

§ II. Dans le langage usuel, on attache un sens identique aux termes *respirer* et *vivre*, *expirer* et *mourir*. Ainsi l'on dit tel *respire encore*, pour il est vivant; tel vient d'*expirer*, pour il vient de *mourir*.

Cette acception, qui se retrouve dans les livres vulgaires, est adoptée aussi par plusieurs écrivains philosophes.

Tous les anciens médecins, d'après Galien, regardaient la respiration, même dans les nouveau-nés, comme inséparable de la vie.

Jusqu'à ce jour (hormis deux ou trois faits compliqués sur lesquels nous fournirons notre opinion un peu plus tard), la science médicale a donné également à ces deux mots *vivre* et *respirer* la même signification.

Avoir respiré et avoir vécu, dit Fodéré, devront être considérés comme deux points inséparables pour le médecin légiste.

L'enfant n'a pas vécu (selon le vœu de la loi), car il n'a pas respiré (expression d'une consultation signée par Auvity, Dubois, Pelletan, Roux, Marjolin, Orfila, etc.).

En prouvant que l'enfant n'a pas respiré, nous prouvons qu'il n'a pas vécu. (Conclusions d'une consultation de Marc, Roux et Marjolin, concernant le même enfant venu au monde par l'opération césarienne.)

En matière d'infanticide, en général, vivre c'est respirer (Devergie).

Enfin, l'opinion de tous les jurisconsultes éminents exige, pour caractériser la vie chez un nouveau-né, et lui donner des droits civils, *nascatur cum spiritu, etsi vocem non emittat...*

Ces quelques citations prouvent qu'on fait universellement résider la vie dans les deux actes opposés et alternatifs qui constituent les fonctions pulmonaires.

La vérité ressort-elle une et entière de cette uniformité d'opinions? Nous ne le pensons pas, et regardons ces termes comme trop exclusifs. Orfila, entre autres, nous paraît mériter ce reproche lorsqu'il dit : « Ne voit-on pas qu'il est impossible de soupçonner que le crime a été commis après la naissance, s'il est prouvé que l'enfant n'a pas vécu? » Ici vivre et respirer sont synonymes. (*Médecine légale*, t. Ier, p. 253.)

Cette sentence, d'après nous, est trop absolue ; en premier lieu, ce serait à la preuve qu'il faudrait quelquefois adopter l'épithète d'impossible, appliquée par cet auteur au soupçon de l'époque où le crime a été commis ; de plus, on n'y tient compte d'aucune éventualité d'avenir, et voici pourtant que nous avons constaté (comme on va le lire tout à l'heure) une action respiratoire, action vitale, inutilement développée sans aucun des effets apparents qui constituent la respiration proprement dite.

Les mêmes observations, et peut-être plus motivées, s'adressent à Marc, Roux et Marjolin, s'exprimant comme ils l'ont fait dans la consultation rapportée plus haut.

Nous trouvons notre opinion clairement et parfaitement rendue dans ces citations anciennes d'un auteur justement estimé. « Quoique l'enfant ne présente aucune preuve qu'il ait respiré, il ne s'ensuit pas toujours de là qu'il était mort avant l'accouchement... Une foule de causes, après la sortie de l'enfant, peuvent s'opposer à sa respiration sans le faire cesser de vivre. » (Mahon, *Médecine légale*, t. II, p. 391.)

Quelle est la valeur réelle de la presque uniformité des opinions des auteurs à propos de la question qui nous occupe maintenant ? Nous allons l'examiner.

§ III. — En matière civile, comme nous l'avons déjà dit, c'est la respiration qui constitue la vie.

Les divers mouvements du nouveau-né ne sont pas seuls suffisants aux yeux de tous les jurisconsultes pour prouver cette vie (Guy du Rousseaud de Lacombe, Chabot, Troullin, Merlin).

Et pourtant ces divers mouvements peuvent durer quelquefois une ou deux heures sans la vie complète.

D'après quelques-uns de ces jurisconsultes, il n'en serait pas ainsi pour ce qui concerne les cris de l'enfant ; ceux-ci prouveraient la vie.

D'après quelques autres, plus rigoureux dans leurs déductions, la respiration complète est le caractère évident de la vie acquise hors du sein de la mère. (Merlin, *Questions de droit*, t. VI, mot VIE). *Vie positive, respirante.*

Le droit civil exige de plus la viabilité de l'enfant, pour admettre que celui-ci a vécu de sa vie propre. L'unanimité des légistes et des médecins se rencontre sur ce point.

Dans les questions criminelles, cette unanimité ne se retrouve plus pour ce qui concerne la viabilité. Ainsi M. Devergie dit qu'il y a toujours crime lorsque l'existence est enlevée à un être qui même n'aurait pas pu fournir les chances d'une carrière ordinaire, mais qui a vie, lorsqu'on le soumet à un acte violent et meurtrier. Cette opinion, tout à fait exceptionnelle, amène une confusion entre l'avortement et l'infanticide ; nous ne devons pas la faire rentrer dans le sujet qui nous occupe.

Nous nous arrêtons là pour ce qui touche à la vie civile.

Ce rapide aperçu sur le domaine civil nous a ramenés vers l'étude primitive et principale des actes de la respiration, qui constituent la vie indépendante.

§ IV. — Qu'est-ce que la respiration dans l'acception purement physiologique ?

La définition de cette fonction a varié sous la plume des auteurs ; la cause en est dans la manière plus ou moins exacte et complète avec laquelle ces auteurs en ont développé les principaux phénomènes. Ainsi tour à tour ils ont employé les termes suivants :

Air successivement admis et rejeté des poumons (Ch.-Louis Dumas, *Principes de physiologie*).

Changement que l'air pénétré dans les poumons fait subir aux fluides (Adelon).

Oxygène de l'air venant imprégner le sang ou les humeurs des animaux, pour y produire une élaboration vitale importante (Virey)

Rapports de l'air avec les êtres organisés et action des phénomènes qui en résultent (Milne-Edwards).

Entrée et sortie alternative de l'air dans les poumons (Richerand).

Transformation du sang veineux en sang artériel (Magendie).

Contact des fluides dont se nourrissent les êtres organisés avec l'air atmosphérique, dans lequel ces êtres sont plongés et sans lequel ils ne sauraient vivre : plus laconiquement aération du sang (Coutanceau).

La respiration des animaux est un phénomène d'absorption et d'exhalation, par suite duquel le sang venant en contact avec l'air atmosphérique, se débarrasse de son acide carbonique et se charge d'oxygène (Le Maout).

Enfin, voici la définition d'après les idées les plus nouvelles : Fonction caractérisée par l'absorption et l'expulsion simultanée des gaz venus du dehors et des gaz produits dans l'organisme (*Dict. de Nysten*, 10e édition).

Nous ne discutons pas les termes de ces diverses définitions, ni les théories qu'elles reproduisent. Celles de MM. Le Maout, Milne-Edwards et du *Dictionnaire de Nysten* nous paraissent exprimer l'idée de respiration complète ; mots consacrés par les jurisconsultes pour caractériser la vie positive et légale.

Nous allons nous en servir en traçant l'exposition sommaire de cette fonction respiratoire complète.

Nous y considérons trois actes : action du cœur, du thorax, du diaphragme et des poumons.

Introduction de l'air dans les poumons.

Hématose ou sanguinification.

1° *Action du cœur, du thorax, du diaphragme, des poumons.*— Elle commence ordinairement dès que l'enfant fait issue de la cavité utérine et que sa vie est séparée de la vie de sa mère ; elle se remarque par un acte d'agrandissement dans la poitrine (inspiration), suivi d'un acte contraire (expiration).

L'acte inspirateur doit être comme simultané avec un acte de contraction du ventricule gauche du cœur, par lequel un abord plus considérable de sang (mis en mouvement) se produit dans les poumons.

D'où provient cette action et quel en est le siége ? Plusieurs opinions se présentent.

Influence constante avec réaction cérébrale des excitants particuliers à chaque sens, et de l'air extérieur sur la peau et sur l'origine des muqueuses, réaction qui de locale devient générale.

Un principe inconnu, une espèce d'instinct qui sollicite le fœtus de contracter les intercostaux internes et externes, le diaphragme ; le même qui fait que, en sortant du sein de sa mère, l'enfant meut les lèvres en gouttière pour teter ; instinct qu'on retrouve dans chaque animal au moment de sa naissance, dirigeant des mouvements particuliers.

Enfin, volition née dans le cerveau sous l'influence de la sensation du besoin de respirer ; sensation qui se produit pour la première inspiration comme pour la première expiration, et qui résiderait spécialement dans la membrane muqueuse bronchique, si riche en nombreux filets nerveux venant des deux vies organique et animale.

Ces deux dernières explications vont plus loin et plus haut que la première, rechercher le moteur des actes respiratoires primitifs.

Nous laisserons de côté ce que celles-ci ont de métaphysique et peut-être de trop hypothétique, et nous ferons remarquer seulement que toutes les trois s'accordent pour ce qui concerne les effets généraux de ce moteur sur le système musculaire desservant les fonctions du poumon et du cœur.

2° *Introduction de l'air dans les poumons.* — Que se passe-t-il lorsque s'est accomplie l'inspiration (acte vraiment vital) ?

Les poumons sont d'abord passifs sous l'action du sang et de l'air qui les abordent.

Ils se dilatent en suivant les parois de la poitrine qui s'écartent, leurs vaisseaux se distendent et le sang les traverse plus facilement que pendant l'époque de la vie utérine.

D'un autre côté, l'air extérieur, comme cela se remarque après le coup de piston d'une pompe aspirante, se précipite par la bouche, et le plus souvent par les fosses nasales et en traversant la glotte, qui s'ouvre dans les cellules pulmonaires vides de tout fluide atmosphérique.

Il ne pénètre point peut-être dès l'abord jusqu'aux dernières ramifications bronchiques; quelques lobes, dont le tissu est plus compacte, ne se laissent dilater que plus tard; il s'en rencontre même qui apportent un obstacle constant à tous les efforts des agents inspiratoires.

3° *Hématose* ou *sanguinification.* — Ces premiers temps écoulés de la respiration, les poumons jouent un nouveau rôle complexe, et dans lequel ils agissent plus activement pour modifier l'air et le sang qui ont été admis dans leurs tissus. Il s'ensuit que le fluide atmosphérique étant parvenu jusqu'aux dernières cellules du poumon, se trouve en contact avec les radicules des veines pulmonaires. Celles-ci, par une véritable fonction absorbante et spéciale, le dépouillent d'une plus ou moins grande partie de son oxygène.

A temps rapproché et comme alternatif, la membrane muqueuse bronchique, par une fonction sécrétoire et exhalante (semblable à celle de l'organe cutané), isole de la masse sanguine veineuse du gaz acide carbonique qui se mêle avec de la vapeur aqueuse animale ; produits qui font issue au dehors de l'organisme.

Ainsi, pour tout résumer, s'accomplit après des mouvements inspirateurs et expirateurs successifs, une absorption spéciale d'oxygène, suivie d'une sécrétion ordinaire avec exhalation d'acide carbonique, lequel est expulsé; d'où il résulte pour la conservation de l'harmonie vitale et par une sorte d'échange opéré au contact de l'air atmosphérique, que le fluide sanguin reçoit un élément d'oxygène et le rend propre à la réparation des pertes de l'organisme et à l'entretien de la vie, alors qu'il se débarrasse de l'élément d'acide carbonique avec lequel il conservait des propriétés contraires à l'existence.

§ V. En médecine légale criminelle, pour qu'il y ait vie, doit-il y avoir nécessairement respiration, même incomplète ? — Non.

On a rencontré, en effet, des enfants qui avaient pu vivre, qui avaient vécu sans avoir respiré. Les auteurs, à notre connaissance, en rapportent trois exemples (1) par lesquels ils ont voulu seulement indiquer et faire ressortir les signes démontrant l'existence de la vie propre de l'enfant dans cet espace de temps qui peut se prolonger plus ou moins, et qui s'écoule entre l'accouchement et l'établissement de la respiration ; espace de temps où l'enfant, dans la continuation de sa vie fœtale, peut recevoir la mort d'une manière quelconque.

---

(1) *A.* Une femme accouche à terme de deux jumeaux (1828). Après avoir tué l'un à coups de sabots sur la tête, alors qu'il était *entièrement sorti du sein de sa mère et respirant*, elle tue le second de la même manière, mais en ayant attendu pour frapper que la tête seule fût dégagée des replis de la vulve, et par conséquent avant que l'acte respiratoire se fût accompli.

L'autopsie démontre des fractures de plusieurs os du crâne avec *épanchement de sang* dans le cuir chevelu, la base du crâne, et dans les tissus des parties supérieures et latérales du cou.

Les poumons *immergeaient complétement* dans l'eau. (Belloc, du Havre), *Annales d'hygiène et de médecine légale*, cité par M. Devergie, *loc. cit.*, t. Ier, p. 525.)

B. Un cadavre d'enfant fut trouvé dans un champ (1838); il n'avait pas atteint tout à fait le *terme*, et offrait une parfaite conformation. *Plaie allongée* sur l'occipital; *fracture* avec écartement des bords d'un des pariétaux; *ouverture* du tissu de la dure-mère; *lésion* du cervelet, épanchement de *sang coagulé* dans les tissus de la surface supérieure et des côtés de la tête, entre les deux lobes du cerveau et à la base du crâne.

Les poumons, ne remplissant pas la poitrine, sont soumis à l'opération de la *docimasie*, avec tous les soins et les détails réclamés. Ils immergeaient complétement dans l'eau. (Devergie, *loc. cit.*, t. Ier, p. 527-528, en collaboration avec le docteur Wert.)

C. Un enfant nouveau-né est retiré d'une fosse d'aisances, à Paris (1843). Conservation du cadavre, qui ne présente pas les caractères du *terme*, mais néanmoins est bien conformé et constitué.

Aucune trace *apparente* de violence sur le corps.

Mais au-dessous du cuir chevelu, dans la région occipito-cervicale, et vers la base du crâne, épanchement de sang avec coagulation de celui-ci.

Les os du crâne ont été pour la plupart réduits en nombreux fragments; par suite, organe cérébral lésé.

Méconium verdâtre remplissant tout le gros intestin.

La docimasie pulmonaire, convenablement exécutée, établit que l'air n'avait *nullement* pénétré dans aucune des cellules aériennes. (Olivier (d'Angers), *Annales d'hygiène et de médecine légale,* t. XXXIX, p. 154.)

Nous voyons, en effet, qu'ils recommandent de chercher (mais avec réserve) les preuves de cette existence latente, qui forme pour ainsi dire une nuance intermédiaire entre la vie fœtale et la vie indépendante, dans l'examen des désordres matériels des organes, et dans les traces laissées par les violences extérieures.

Parmi les désordres matériels, la plupart des auteurs en signalent un seul qui prouve l'établissement de la vie chez l'enfant au moment où la perturbation des tissus s'est opérée. Ce signe certain (1) est la *coagulation du sang* épanché, phénomène de plasticité vitale, tandis que la fluidité aurait été une circonstance cadavérique, et purement physique.

Enfin, tout le monde s'accorde à reconnaître que les lésions graves des centres cérébraux, dans les observations rappelées ci-dessus, ont seules empêché la fonction respiratoire de s'établir malgré l'état normal de conformation et de développement des organes pulmonaires.

Par tout ce qui précède, nous pouvons dire : Si d'après les observations semblables de Belloc, Olivier (d'Angers) et Devergie, un enfant a vécu sans avoir nullement respiré, à plus forte raison, dans certains cas, on peut assurer qu'il aura exercé sa vie propre, si l'on trouve chez lui les effets des premières contractions du diaphragme et d'un assez grand nombre de muscles du thorax.

Nous allons passer à l'exposition du fait qui nous est particulier.

§ VI. Dans le fait qu'il nous reste à exposer, on constate aussi la circonstance pathognomonique, suivant la plupart des auteurs, de la *coagulation* du sang dans les divers tissus, siége des violences extérieures; mais on y retrouve de plus la preuve évidente des efforts de ce premier acte musculaire et actif, qui ouvre la série des phénomènes du jeu respiratoire et que nous avons analysé (§ IV).

Nous copions le rapport rédigé par nous pour la justice et que nous lui avons remis.

---

(1) Bayard (*Man. méd. lég.*, p. 217) n'admet de ligne certaine que l'établissement de la respiration; la coagulation du sang est pour lui incertaine et insuffisante.

Nous soussignés, etc., certifions avoir été requis, aujourd'hui 17 décembre 1856, par une ordonnance de M. A. Ste M..., juge d'instruction de Bordeaux, à l'effet de procéder à l'examen et à l'autopsie du cadavre d'un enfant nouveau-né, trouvé le 14 courant à Caudéran dans un fossé (1) limitrophe de deux propriétés, et de répondre aux questions consignées dans l'ordonnance de ce magistrat.

Examen du cadavre. — 1° L'enfant du sexe masculin, parfaitement conformé, est d'une constitution forte.

Longueur	du sinciput aux talons,	50 centimètres.
—	— à l'ombilic,	27 —
—	de l'ombilic aux talons,	23 —
—	du membre supérieur,	18 —
—	— inférieur,	19 —

Poids de l'enfant, 2 kil. 500 gr.

2° Enduit sébacé sur la peau des plis supérieurs des cuisses et sur celle de la partie postérieure du torse.

La couleur de la peau est généralement blanche. Celle-ci est saine et conservée.

La peau des mains et des pieds est, en outre, *plissée.*

3° Les cuisses sont fléchies sur le ventre et les jambes rapprochées des cuisses; les pieds tournés en dehors; ongles des pieds et des mains développés; ouvertures naturelles bien conformées.

4° Rigidité cadavérique.

5° Sur plusieurs points de l'étendue du corps, nous remarquons quelques débris de végétaux, tels que des parcelles de feuilles et de tiges d'herbes ou d'arbres.

6° Les tissus sont gonflés par quelques gaz; le scrotum est ballonné.

L'épiderme est soulevé dans plusieurs endroits et détaché entièrement dans d'autres, surtout sur la poitrine et le ventre, où le derme apparaît avec une teinte bleuâtre.

7° Les traits de la face sont affaissés; les paupières baissées; les globes oculaires rougeâtres et légèrement ecchymosés; bouche fermée; lèvres et nez aplatis.

---

(1) La jeune fille inculpée était accouchée le 15 novembre 1856.

Le cadavre de l'enfant était donc resté trente jours dans l'eau ou exposé aux intempéries de l'air. Nous l'examinions au bout de trente-deux jours.

La température du 30 novembre au 17 décembre (1856) a été humide, basse et plusieurs fois au-dessous de zéro. (*Note de l'audience.*)

Cordon ombilical. — 8° Sa longueur est de 19 centimètres ; il est mince, décoloré, et par suite des vaisseaux de petit calibre sont vides de sang ; il ne présente plus sa forme arrondie, et en aucun point ne porte vestige de ligature.

Son extrémité libre a été nettement tranchée et son extrémité adhérente n'offre aucune trace de déchirure ni de traction violente.

Son insertion a lieu un peu plus haut que le point correspondant à la moitié de la longueur totale de l'enfant.

Nécropsie. — 9° *Tête.* — Le cuir chevelu est incisé par nous circulairement ; il est séparé de la table externe des os par une certaine quantité de gaz qui ont détruit ses adhérences.

Ce cuir chevelu ne présente pas d'ecchymoses dans son tissu propre.

10° Après avoir écarté les lambeaux de l'incision, nous avons constaté un épanchement sanguin à demi coagulé, situé entre le cuir chevelu et le périoste, sur la région frontale et principalement en bas, vers les orbites et la racine du nez.

Un autre épanchement sanguin, de même aspect, et situé de la même manière que le précédent, occupe la région pariétale droite.

Ce double épanchement s'étend en arrière jusqu'à l'occiput, en bas jusqu'au niveau de l'oreille, et en avant jusqu'aux orbites.

Le côté gauche du crâne est exempt de tout épanchement.

11° Les os du crâne, entièrement ossifiés, et les fontanelles, parfaitement conformées, sont dans un état d'intégrité complète.

En détachant les pièces osseuses du crâne et en pénétrant dans la cavité de celui-ci, nous avons trouvé le cerveau réduit en une bouillie rosée, et présentant cette teinte plus marquée vers le centre de l'organe et la base de la boîte osseuse.

Les vaisseaux qui entrent dans le crâne sont gorgés de sang fluide.

Face (1). — Nous avons déjà noté l'état extérieur des yeux et des ouvertures naturelles du visage.

Pénétrons plus avant.

11° Le nez et les tissus de la face, incisés profondément, nous ont montré une teinte comme ecchymosée et d'une couleur lie-de-vin, principalement aux environs des lèvres et des narines.

En examinant ensuite certains muscles des côtés de la joue (masséters), qui nous ont paru sains, nous avons pu faire la différence de leur

---

(1) Le cadavre a été trouvé dans le ruisseau dont il a été fait mention, la figure placée contre le fond.

belle couleur rouge avec la teinte des autres parties dont nous venons de parler.

Continuant notre incision dans les cavités mêmes du nez, de la bouche, et mettant à découvert l'arrière-bouche et le pharynx, le larynx et les ramifications bronchiques, nous avons constaté ce qui suit :

12° La membrane muqueuse de l'intérieur des lèvres, de la bouche et du nez, d'une couleur lie-de-vin assez foncée, est recouverte d'une substance noirâtre, sorte de boue liquide, d'une odeur de matière fécale ancienne, et où nous avons reconnu des détritus de végétaux.

La langue et le pharynx présentent l'aspect rouge-foncé dont il vient d'être parlé, et sont tapissés par la même boue noirâtre, que nous enlevons en râclant avec le dos du scalpel.

L'examen du larynx, de la trachée et des bonches nous fournit des annotations tout à fait pareilles.

La boue noirâtre du larynx, de la trachée et des bronches, est semblable à celle de la bouche et du pharynx (1).

Elle manque dans le milieu de la trachée, mais se retrouve très-abondante dans les ramifications des bronches, à partir de la bifurcation de celles-ci.

Une dissection attentive nous a fait suivre cette matière noirâtre dans tout le trajet de ces ramifications bronchiques où nous avons pu la recueillir.

Poitrine. — Large et bombée; les parties molles qui la recouvrent, rougeâtres, gonflées par des gaz provenant d'un commencement de décomposition, augmentent encore la voussure naturelle.

Cette cavité ouverte par les procédés ordinaires en même temps que l'abdomen : nous avons remarqué que le diaphragme était porté en haut par l'effet de la pression des gaz renfermés dans l'abdomen et le peu de volume des poumons.

En effet, ces poumons, petits, affaissés, de couleur rouge, égaux en diminution, n'offrant aucune sorte de crépitation, de forme allongée, étaient situés au fond de la cavité thoracique, le long de la colonne vertébrale.

Thymus volumineux; tissu de couleur rosée, sain, et n'ayant subi aucune décomposition cadavérique.

---

(1) Cette circonstance sera prouvée plus bas, lorsque nous reviendrons sur cette substance.

Cœur. — Vide de sang; tissu rouge, normal, développement ordinaire. Péricarde sans sérosité.

Opération de la docimasie pulmonaire. — Les deux poumons, le thymus et le cœur (les vaisseaux qui partent de ce dernier organe et qui s'y rendent, liés au préalable) ont été enlevés de la poitrine et plongés dans un seau d'eau limpide.

Résultats. — Le paquet de ces organes a été au fond du vase d'une manière continue, mais lente.

Ces deux poumons, isolés et jetés séparément dans le même liquide, ont été promptement au fond du vase.

Pressés sous l'eau alternativement l'un et l'autre en masse et en fragments, ils n'ont laissé dégager aucune espèce de bulles gazeuses et ont gagné le fond du vase.

L'*abdomen* est ballonné par quelques gaz. Parois ramollies, un peu rouges.

Estomac et intestin grêle vides, et leurs tissus légèrement ramollis.

Gros intestin entièrement rempli de méconium verdâtre.

Foie noirâtre, ramolli; vésicule biliaire présentant une teinte décolorée, gonflée par des gaz.

Rien à dire sur le pancréas, les reins et la rate, si ce n'est que cette dernière est ramollie.

Vessie saine et vide.

Conclusions. — D'après ce qui précède, nous concluons :

1° Il existe sur le cadavre de l'enfant sujet de ce rapport des signes de décomposition assez avancée.

Cette décomposition, quoique avancée, ne nous empêche pas néanmoins de porter des conclusions précises sur plusieurs des questions qui nous ont été adressées.

2° Le degré de putréfaction du cadavre nous porte à faire remonter le moment de la mort du fœtus de trois semaines à un mois environ.

Cependant le manque de renseignements précis sur la situation du fossé où a été trouvé l'enfant, sa profondeur, la nature de l'eau, la stagnation de celle-ci ou son courant, etc., nous obligent de nous expliquer avec réserve sur ce point.

3° Le cordon ombilical a été nettement tranché; l'enfant ne paraît pas avoir reçu aucun soin.

4° L'enfant est à terme.

5° L'enfant est viable.

6° L'enfant *a vécu*. Il n'a accompli aucun effort respiratoire à l'air libre, mais bien sous un liquide boueux et contenant des *détritus* végétaux.

Il en est donc résulté que ce liquide boueux a occupé dans les poumons la place destinée à l'air.

7° La mort de l'enfant a été le produit de l'asphyxie par submersion dans le liquide boueux signalé plus haut.

8° L'extérieur du corps de l'enfant ne présentait aucune trace bien apparente de violences; cependant les épanchements sanguins existant sur le côté droit du crâne, sur le front et aux environs des ouvertures de la face, nous feraient penser qu'il y a eu sur ces points une pression soutenue avant la mort de l'enfant.

§ VII. — Nous disons maintenant que cet enfant a vécu, et cependant il n'a nullement respiré. Trois circonstances le prouvent :

1° L'épanchement sanguin à demi coagulé, observé sous le cuir chevelu.

2° L'action des muscles du thorax, du diaphragme et des poumons, par l'accomplissement de la première période de l'acte respiratoire.

3° Enfin, et comme conséquence de cette dernière; introduction dans les ramifications bronchiques grosses et petites, d'un corps plus lourd que l'eau (espèce de boue liquide).

Ce fait est rare : nous n'en avons pas trouvé de semblable, ni même qui s'en rapproche, dans les auteurs.

Dès qu'il frappa notre vue, il nous inspira de la surprise, et dès lors il rendit notre investigation plus lente et plus sévèrement attentive. Qu'on nous permette de nous arrêter un moment sur cette circonstance, et de faire connaître les précautions que nous avons prises pour ne pas tomber dans l'erreur.

Nous partons de ce fait, constaté par nous avec évidence, qu'une sorte de boue liquide noirâtre, à odeur infecte et spéciale (1), mélangée à des détritus de végétaux, se trouvait en assez grande quantité sur la partie interne des lèvres dans les cavités de la bouche et du nez ; nous l'avons vue, touchée et sentie.

Après l'avoir suivie dans le pharynx et le larynx, avoir observé avec soin qu'elle était absente vers le point central de la trachée, nous l'avons retrouvée très-abondante dans les nombreuses et différentes divisions des bronches ; là, nous l'avons alternativement palpée à travers les parois bronchiques, examinée à l'œil nu, après avoir incisé ces parois, puis touchée et étendue de toute manière, après l'avoir extraite de ces canaux bronchiques ouverts.

Et maintenant nous nous sommes demandé : La substance trouvée dans la bouche est-elle la même, ou au moins de même nature, que la substance trouvée dans toutes les bronches ? Cette substance ne pourrait-elle pas être un produit pathologiquement formé pendant le cours de la vie fœtale ?

Pour résoudre ces questions, nous avons entrepris sur des échantillons de cette matière recueillie dans la bouche et dans les bronches, une étude spéciale, dont voici les principaux résultats :

A une loupe assez forte et même à l'œil nu, on reconnaît une matière grisâtre, terreuse, mélangée de quelques grains de quartz (sable), et contenant des détritus de végétaux enchevêtrés et formant de petites masses, dans lesquelles on peut distinguer des débris de pétiole et des raphés de feuilles.

Cette matière donne une odeur qui se rapproche de celle des matières fécales. Si on la délaye dans un peu d'eau avec le bout d'une tige de verre, on acquiert la preuve que celle trouvée dans les bronches renferme moins d'éléments quartzeux que celle trouvée dans l'arrière-bouche et le pharynx.

Brûlée sur une plaque de zinc, elle laisse évaporer d'abord l'o-

---

(1) Les débats nous ont appris, au milieu des autres détails mentionnés plus haut, que l'inculpée a accouché près d'une fosse d'aisances, située au coin du jardin dont nous avons déjà parlé. C'est le chien de garde de la maison qui conduisit le lendemain son maître à une mare de sang, et qui fit découvrir le crime.

deur animale (comme cheveux, brins de laine, etc., mis sur le feu), puis l'odeur végétale (de feuilles ou de plantes mises sur le feu).

La flamme de la matière trouvée dans les bronches est plus colorée, moins passagère que la flamme de celle des bronches. Elle décèle des éléments organiques.

Les cendres ne sont pas attenantes à la plaque de zinc sur laquelle on les a brûlées ; c'est un caractère de la cendre végétale.

Vues à 70 ou 80 grossissements, ces cendres présentent des points amorphes et plusieurs points encore carbonisés, et qui reproduisent les linéaments des fibres végétales de la substance primitive.

La matière trouvée dans l'arrière-bouche et le pharynx, et placée sous un grossissement de *cent fois*, fait reconnaître très-nettement ce qui avait été déjà remarqué à l'œil nu, mais avec un peu de difficulté, c'est-à-dire les *détritus* végétaux enchevêtrés, sous l'aspect de feutre élégamment dentelé, au milieu desquels se voyaient des brins plus ou moins forts de tige ou de cœur de feuilles.

La matière recueillie dans les bronches donne ces mêmes résultats microscopiques ; seulement on peut remarquer que les brins de tige sont plus rares et moins gros.

Nous avons observé ces mêmes corps végétaux à un grossissement plus considérable, et nous avons pénétré toujours de mieux en mieux dans leur composition végétale.

Ainsi, pour résumer :

Identité dans la nature des deux substances soumises à notre examen.

Nature végétale avec un élément animal.

Masse enchevêtrée de *détritus* de feuilles avec des brins de *pétioles* ou débris de *raphé ;* puis quelques grains de sable (quartz).

Pétioles plus gros dans la matière du pharynx que dans celle des bronches.

Plus de grains de quartz dans la matière des bronches que dans celle du pharynx.

Elément animal moins abondant dans la matière du pharynx que dans celle des bronches.

Toutes ces diverses circonstances s'expliquent et se comprennent par l'exposé des faits que nous connaissons.

§ VIII. — Reprenons le cours des réflexions que nous suggère le sujet de ce présent mémoire.

Les auteurs font remarquer que les substances étrangères, soit liquides, soit solides (réduites en poussière), dans lesquelles sont plongés les êtres vivants, n'arrivent seulement qu'au pharynx. Le resserrement spasmodique de la glotte s'appliquant sur l'épiglotte, ne leur permet pas de pénétrer dans les voies aériennes. Ces canaux leur sont donc fermés jusqu'à ce que cette contraction vitale ait cessé. C'est ce que l'on observe chez les corps qui restent longtemps submergés (Richerand, *Eléments de physiologie*, tome I, page 151). L'eau ne s'introduit dans la trachée-artère et ne remplit le tissu cellulaire qu'un certain temps après la mort.

Cette action convulsive de la glotte a été bien étudiée dans un travail sur l'infanticide (*Mémoire sur l'infanticide par immersion de l'enfant dans des matières pulvérulentes*, présenté à la Société de médecine de Bordeaux par le docteur Adrien Bérenguier, médecin de l'hôpital de Rabastens (Tarn); *Journal de méd. de Bordeaux*, année 1850, page 113) à l'occasion d'une affaire jugée devant la Cour d'assises du Tarn en 1850. Il s'agissait d'un enfant plongé vivant dans un pot vide, et recouvert totalement de cendres.

§ IX. Dans l'observation de M. Bérenguier et celles qui pouvaient s'en rapprocher plus ou moins, les enfants nouveau-nés avaient longuement respiré avant d'avoir été placés dans diverses substances, ce qui n'avait pas eu lieu dans notre observation.

Si dans celle-ci la boue chargée de détritus végétaux a pénétré jusque dans les dernières ramifications bronchiques, c'est que l'enfant, d'une constitution forte, a accompli vigoureusement les premiers actes de la respiration dans cette eau bourbeuse alors que les poumons étaient entièrement vides et que rien ne pouvait offrir de résistance à la libre entrée de ce liquide noirâtre. La glotte a pu donc être franchie.

Dans les faits peu nombreux cités par les auteurs, l'air respiré contenu dans les poumons et les bronches était, au contraire, un obstacle à l'introduction des substances étrangères plus avant dans la trachée.

Il ne viendra dans l'idée à personne, nous osons le croire d'avance, que pendant les trente jours que l'enfant de notre observation est resté dans l'eau, celle-ci se soit introduite peu à peu dans le canal aérien, et aurait ainsi pénétré dans tout le poumon. D'abord on admettrait, par cette seule circonstance, que l'enfant était mort pendant qu'elle s'opérait, et l'on oublierait que l'arrivée de la matière noirâtre dans les profondeurs des poumons prouve évidemment la vie.

Ensuite, nous l'avons déjà dit, les débats ont porté à notre connaissance que cet enfant a été trouvé la face en bas, appuyée contre le sol, position dans laquelle l'eau pouvait moins facilement gagner les poumons; et de plus, nous ajouterons que si l'eau, par son propre poids et pour obéir seulement aux lois de la pesanteur, avait pénétré jusque dans les poumons, nous l'aurions trouvée claire et limpide, et dégagée de tout détritus. Ceux-ci seraient restés dans les premières portions du canal aérien, et l'eau ainsi filtrée, pour ainsi parler, aurait gagné profondément les ramifications des bronches. Il a donc fallu un violent effort de l'enfant pour faire arriver dans tous les points des poumons ce liquide noirâtre chargé de grains de silex et de détritus végétaux.

Comment cet enfant a-t-il respiré seulement de l'eau sans que préalablement il lui ait été possible de respirer de l'air?

Il y a là un mystère que n'ont pu éclairer les débats de la Cour d'assises.

Nous allons expliquer comment l'enfant, à notre sens, a pu être plongé dans l'eau sans avoir respiré.

1° L'enfant, comme cela arrive quelquefois, a pu rester un certain temps dans cet état mixte et comme végétatif, placé entre la vie propre et la vie utérine, où la première n'a pas nettement commencé ses phénomènes, et où la deuxième n'a pas complètement achevé les siens; et être plongé ainsi dans l'eau bourbeuse. Là, il a fallu attendre qu'une sensation de froid provenant du liquide ou de l'air atmosphérique qui entourait le corps, ou que telle autre impression que ce soit, vînt stimuler et développer le jeu de la vie propre et respirante.

2° On a pu presser les ouvertures naturelles (bouches et narines) au moment où l'enfant est venu au monde, puis le jeter dans l'eau.

3° Ces deux causes ont pu être réunies.

C'est le moment de rappeler que le père de l'enfant, jeune homme de vingt-deux ans, était présent au moment où la jeune fille, âgée de dix-huit ans, accouchait au mois de novembre dans un jardin, tout près de la maison du maître, et au milieu de la nuit. L'enfant a été peut-être comprimé au passage par la mère, retardant sa sortie pour attendre le secours de son amant, qui devait arriver à une certaine heure de la nuit.

L'enfant, dans cet état douteux qui n'était pas la mort et pas encore l'existence apparente, a pu être saisi par le jeune homme (le croyant sans vie) et être porté par celui-ci dans le ruisseau voisin, que deux minutes suffisent pour atteindre.

On a même pu presser fortement la bouche et le nez de l'enfant au moment où il sortait du sein de la mère, dans le but d'empêcher que ses cris ne fussent entendus, et le déposer dans le ruisseau voisin, en ayant soin de ne découvrir les ouvertures naturelles de la respiration, que lorsque le corps aura été au fond du liquide. Les quelques désordres que nous avons trouvés autour de la bouche, rendraient cette dernière hypothèse probable. Enfin, la jeune fille, retirée près du ruisseau isolé, a pu, en se baissant pour accoucher ou pour couper le cordon ombilical, laisser tomber son enfant directement dans l'eau avant qu'il ait exécuté un acte complet de respiration à l'air libre.

§ X. Les deux inculpés de ce crime d'infanticide ont paru devant la Cour d'assises de la Gironde.

Considérant que l'enfant est arrivé au monde avec toutes les apparences de la mort, puisqu'il n'a pas respiré à l'air libre; que ces inculpés ont pu croire qu'il était réellement privé de la vie;

dès lors, qu'ils ont pu vouloir s'en débarrasser comme d'un cadavre ; considérant par suite, que leur volonté homicide ne se révèle pas avec évidence, mais reste seulement obscurcie par un soupçon, le jury a prononcé un verdict d'acquittement.

Traduits devant une autre juridiction comme coupables d'infanticide par omission de soins, cette jeune fille et ce jeune homme ont été condamnés, comme auteurs et complices de ce délit, à deux ans d'emprisonnement.

www.ingramcontent.com/pod-product-compliance
Lightning Source LLC
LaVergne TN
LVHW020009170826
845677LV00022B/1072

* 9 7 8 2 3 2 9 6 4 3 4 1 0 *